Albert Dastre

L'hématozoaire du paludisme

Le savoir en poche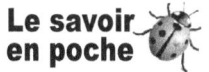

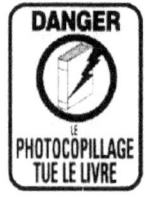
ISBN : 978-1548247577

10 9 8 7 6 5 4 3 2 1

Albert Dastre

L'hématozoaire du paludisme

Le savoir
en poche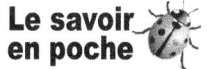

Table de Matières

Section I

Ce que le vulgaire appelle « les Fièvres, » ou encore, en précisant davantage « les Fièvres des marais, » les médecins l'appellent « le Paludisme. » Le mot évoque, dans les souvenirs de chacun, le spectacle d'un malheureux en proie au frisson qui secoue ses membres et fait claquer ses dents, tandis qu'au tableau suivant, le feu de la fièvre brûlera son corps et, à la fin de la crise, l'inondera d'une abondante sueur. Cette scène, — et c'est là l'un de ses caractères les plus remarquables, — se reproduit périodiquement, avec une régularité surprenante, à la même heure tous les jours, ou tous les deux jours, ou tous les trois jours (fièvre quotidienne, tierce, quarte). Mais c'est là une image simplifiée et trop nette. En réalité, une telle fièvre, franchement intermittente, rigoureusement périodique, entrecoupée de rémissions presque complètes, ne représente que l'une des formes sous lesquelles se manifeste la maladie. Il y en a bien d'autres, que connaît le médecin expérimenté. Les accès, en effet, peuvent être réguliers : la fièvre peut être « continue ; » elle peut être « rémittente ; » elle peut être « larvée ; » elle est quelquefois mortelle dès le premier ou le second accès (fièvre pernicieuse).

Le mot de paludisme enferme toutes ces variétés : il affirme l'unité du mal sous la diversité de ses apparences. La fièvre n'en est que le symptôme dominant. Il peut manquer. Robert Koch, le célèbre bactériologiste allemand, qui a récemment étudié les foyers palustres de l'Afrique orientale et des Indes néerlandaises, a signalé la fréquence de ces « types latents. » Dans ces pays, un grand nombre d'enfants indigènes sont ainsi profondément atteints sans que la fièvre habituelle révèle le mal. Il en est de même en Corse, selon M. Laveran, et aussi en Italie. L'affection ne se trahit, chez ces enfants, que par ses conséquences chroniques, le grossissement de la rate, l'anémie profonde, l'altération du sang, et finalement la déchéance physiologique, qui les livre, sans résistance, à toutes les maladies intercurrentes. Ils grandissent peu, ne se développent que misérablement, et conservent pendant toute leur courte existence l'apparence d'avortons souffreteux. L'examen microscopique de leur sang éclaire le médecin sur les causes de leur triste situation : c'est le paludisme. On en retrouve, dans leur sang, l'agent parasitaire. — Chez l'adulte lui-même, lorsqu'il reste exposé à la répétition des mêmes accidents, le même état chronique s'établit bientôt avec des conséquences pareilles : l'anémie profonde, la tuméfaction du foie et surtout de la rate, la coloration noirâtre (mélanose) de ces organes par un pigment issu du sang et que l'on a appelé la *mélanine*. A l'autopsie, le même dépôt foncé s'observe dans les reins, le cœur et le cerveau.

Le paludisme peut donc être aigu ou chronique ; à marche rapide ou lente, bruyante ou silencieuse ; il peut emprunter beaucoup de déguisements. Pour le démasquer, il y a plusieurs ressources. Elles sont offertes, entre autres, par l'examen des circonstances de lieu et par l'essai des médicaments. Si le cas se produit dans un foyer de paludisme, il y a déjà présomption : si les médications héroïques par la quinine et l'arsenic en ont raison, la présomption devient certitude. Le paludisme est, en général, justiciable de la quinine : d'où le nom de « fièvres à quinquina » qu'emploient encore quelques médecins. Mais, à défaut de tous ces signes, il y en a un qui est décisif : c'est la présence dans le sang de l'animalcule spécifique qui en est la cause et l'agent, l'hématozoaire du paludisme. On sait, en effet, depuis l'importante découverte de M. Laveran, en 1880, que le paludisme est une maladie infectieuse déterminée par la pullulation dans le sang de parasites spéciaux : les hématozoaires de Laveran. Ces animalcules, formés d'une cellule unique, appartiennent si la classe des sporozoaires, à la sous-classe des coccidies. On en admet trois espèces ou variétés.

Il est fâcheux que les naturalistes, qui s'entendent parfaitement aujourd'hui sur la nature et l'évolution de ces microzoaires, ne s'accordent pas mieux sur leurs noms. Celui auquel est due la fièvre quarte est le *Plasmodium malariæ*, ainsi baptisé par M. Laveran en 1881 : dix ans plus tard, en 1891, MM. Grassi et Feietti, dans leur classification des parasites du sang, l'ont appelé *Hæmamœba*. Le parasite de la fièvre tierce est le *Plasmodium vivax* ou *Hæmamœba vivax*, que quelques auteurs cependant se refusent à distinguer du précédent. Enfin, l'agent pathogène des fièvres irrégulières ou estivo-automnales est le *Laverania malariæ*.[1] C'est cette origine parasitaire qui fournit, sans incertitude, la véritable définition de la maladie. Le paludisme est l'affection causée par la pénétration et le développement dans le sang de l'homme de l'une ou l'autre des trois espèces ou variétés précédentes.

L'homme est-il seul à posséder ce fâcheux privilège ? Nullement. Un grand nombre d'animaux, parmi les vertébrés, sont soumis à la même misère. Comme il y a un paludisme pour l'homme, il y en a un aussi pour les oiseaux, les reptiles et les batraciens. En particulier, les oiseaux qui vivent dans les terrains marécageux prennent parfaitement « les fièvres. » Leur sang héberge des parasites, des hématozoaires. Ce ne sont pas absolument les mêmes que ceux de l'homme ; mais ils en diffèrent fort peu : leurs formes, leur évolution, toutes les particularités de leur histoire naturelle sont très analogues. Elles le sont au point que leur étude a servi à éclairer l'histoire de l'hématozoaire de l'homme, et à en combler les lacunes. Plusieurs des traits attribués au parasite humain n'ont pu être observés directement sur lui : ils ont été inférés de ce que l'on sait du parasite aviaire. Il en a été ainsi, en particulier, pour la très importante question du rôle des moustiques. Les célèbres expériences de Ronald Ross, qui ont établi l'intervention de ces insectes dans la propagation du paludisme, ont été exécutées en 1898 et 1899 sur les moineaux de Calcutta, victimes, comme l'homme même, des piqûres du cousin ordinaire (*Culex pipiens*).

1 M. Laveran (*Rapport au XIIIe Congrès international de Médecine*, 1900) n'admet qu'une seule espèce, l'Hæmamœba malariæ, *présentant deux variétés :* parva, magna.

La connaissance des hématozoaires des oiseaux est due au naturaliste russe Danilewsky. Dès l'année 1885, il décrivit les parasites du sang de la pie, du geai et du hibou. Quelques années plus tard, Grassi et Feletti observaient, en Sicile, ceux des pigeons et des moineaux. On les a signalés, depuis, chez un très grand nombre d'espèces, l'alouette, le pinson, le verdier, le faucon, la buse, la corneille et le corbeau. L'observation de ces derniers a fourni des documents précieux pour l'histoire du parasite humain. C'est sur le corbeau d'Amérique que Mac Callum, en 1897, a observé le rôle d'élément mâle (microgamète) joué par l'hématozoaire, qui prend, alors, l'aspect d'un filament délié ou flagelle. De même, parmi les autres formes que revêt, au cours de son évolution, l'hématozoaire du paludisme, celle d'une sphère granuleuse à noyau clair caractérise le parasite femelle (macrogamète) ; et c'est sur le pigeon du Sénégal que M. Mar-choux, en 1899, a observé le fait décisif de la fécondation de cet élément femelle par le flagelle mâle. Les phases de l'évolution du parasite, qui eussent échappé chez l'homme, ont été, ainsi, commodément observées chez l'oiseau.

Chez les vertébrés à sang froid, on trouve aussi, occasionnellement, des hématozoaires. Ils sont encore, par leur organisation générale, comparables à ceux de l'homme. Nous n'entendons point dire par là que la grenouille ou la tortue, à vivre dans leurs marécages, y prennent la fièvre tierce ou la fièvre quarte. Non ; chaque espèce a sa manière d'être malade, sa façon de réagir contre le parasite et d'en souffrir. Nous en savons peu de chose ; au-dessous des espèces domestiques, nous sommes très ignorants de la pathologie animale. La médecine humaine n'est donc pas intéressée, au moins directement, à ces études de parasitologie comparée. La zoologie l'est, au contraire, à un haut degré. Aussi sont-ce des naturalistes qui ont exploré ce champ, où aucune récolte n'est regardée comme trop humble. Les divers hématozoaires de la grenouille ont été examinés attentivement par des observateurs éminents, comme Gaule, en 1880, et Ray-Lankester, en 1882, et ultérieurement par Kruse, Danilewsky, A. Labbé, Metchnikoff et Gabritshewsky. Il n'y a pas d'intérêt à rappeler ici le résultat de ces observations, non plus que tout ce qui a été fait, dans le même ordre d'idées, chez les tortues, les lézards et les serpents. Le problème s'est posé de savoir si l'analogie du parasite entraîne l'analogie de l'affection parasitaire ; si, en d'autres termes, le paludisme de l'homme se retrouve, identique à lui-même, chez quelque autre espèce animale ; ou encore si l'homme et la bête peuvent contracter dans les mêmes circonstances la même maladie. Un vétérinaire, M. Dupuy, a répondu affirmativement. Il a soutenu, il y a quelques années, que les chevaux algériens, transportés dans la Sénégambie, en contrée palustre, y prenaient les fièvres, tout aussi bien que leurs cavaliers. Un de ses collègues, M. Pierre, prétend avoir trouvé, dans le sang des chevaux et des mulets décimés, au Soudan, par une grave épidémie, des formes parasitaires semblables à celles de l'homme atteint de la fièvre palustre.

On peut douter, cependant, que la même affection, causée par le même agent et manifestée par les mêmes symptômes, se retrouve ainsi à des degrés de l'échelle animale aussi distants que l'homme l'est du cheval. On a cherché ce qui se passait à des degrés intermédiaires. Chez les Chéiroptères, déjà plus proches de l'homme, par suite de leur voisinage avec les singes, un observateur italien, Dionisi, a décrit, en 1899, des parasites du globule sanguin, très analogues à l'hématozoaire de Laveran. Enfin, chez les singes eux-mêmes, dans l'Est africain, un observateur allemand, Kossel, signalait, bientôt après, les parasites véritables du paludisme.

En résumé, les naturalistes ont constitué, en peu d'années, une riche documentation pour l'histoire de cet organisme rudimentaire, l'hématozoaire du paludisme, simple cellule différenciée qui vit en parasite, pendant une partie ou pendant la totalité de son existence, dans une autre cellule de son hôte, le globule rouge du sang.

Albert Dastre

Section II

Ce n'est pas assez de dire que l'hématozoaire du paludisme vit dans le sang : il y vit exclusivement. Il se confine dans les vaisseaux sanguins ; il n'en sort jamais : on ne le rencontre, chez l'homme, dans aucun autre tissu, dans aucun organe. Il y a plus : il vit dans une partie spéciale du sang, dans le globule rouge ou hématie. Il s'y introduit, s'y installe, y grandit aux dépens de son hôte, qu'il remplit et distend, et dont il dévore la substance. Il la digère, de la même manière que ferait l'estomac d'un animal supérieur ; c'est-à-dire qu'il réduit la matière rouge, l'hémoglobine, à l'état d'un dépôt noir d'hématine difficilement assimilable, tandis qu'il absorbe le reste du globule. C'est cette matière nuire, improprement appelée *mélanine*, dérivée de la substance rouge ferrugineuse du sang, qui devient l'un des signes accusateurs du paludisme. L'hématozoaire traîne avec lui, pendant quelque temps, ce pigment, signe accusateur de ses déprédations et reliquat de sa digestion ; puis il le rejette, au moment où il procède aux actes préparatoires de sa reproduction. Ces débris pigmentaires sont recueillis par les globules blancs, par les cellules endothéliales de la paroi des vaisseaux, et c'est ainsi que les organes richement vascularisés, le l'oie, la rate, le rein, le cerveau lui-même, prennent cette coloration noirâtre ou terreuse qui, à l'autopsie, est le signe révélateur et le trait signalétique qui atteste la maladie palustre. Les anciennes écoles de médecine connaissaient cette coloration brun noirâtre que peuvent prendre, en certaines circonstances, le foie et la rate, et l'attribuaient, pour le premier de ces organes, à la « bile noire » de Galien ou « atrabile. » Mais ce fut seulement au xviii0 siècle qu'un médecin célèbre, Lancisi, aperçut nettement la relation de cause à effet entre ce noircissement des organes et la fièvre paludéenne.

Tout globule rouge parasité est condamné à une destruction plus ou moins rapide ; et c'est par là que s'explique l'une des conséquences fatales de l'infection palustre, l'anémie. Cette anémie est plus ou moins profonde suivant le nombre des globules atteints. Dans les cas graves, il y a un globule attaqué pour cent globules sains, c'est-à-dire un hématozoaire pour cent hématies. La proportion peut s'élever, dans les cas extrêmes, à un pour dix ou même à un pour trois. L'anémie est alors mortelle. L'invasion de l'élément sanguin par le parasite provoque les phénomènes immédiats de l'accès fébrile. Il y a vraisemblablement ici, — comme dans tous les conflits de ce genre, — la production de quelque substance toxique par le parasite qui attaque ou par l'hématie qui se défend, et c'est ce poison répandu dans les veines qui agit sur le système nerveux et provoque le frisson et les autres symptômes.

Il reste à rendre compte du caractère périodique et explosif de ces accès. L'explication a été fournie par un savant italien, bien connu pour ses belles recherches d'anatomie microscopique, M. Golgi. Il comprit, dès les premiers moments où la nature animale de l'agent morbide fut mise hors de doute, c'est-à-dire vers 1885, que ces redoublements réguliers des symptômes, dans la fièvre intermittente, étaient liés à la périodicité de la pullulation du parasite. L'expérience a montré la justesse de cette vue. La propagation de l'hématozoaire dans le sang se fait par poussées successives qui correspondent aux poussées fébriles.

Sans rien connaître des caractères particuliers de l'hématozoaire du paludisme, le seul fait qu'il vit uniquement et exclusivement dans le sang et qu'il s'y multiplie, rend possible et vraisemblable la communication de la maladie de l'homme à l'homme, par transfusion. L'épreuve a été faite. Si l'on transfuse à un sujet sain le sang d'un paludique, on lui communique du même coup la fièvre intermittente. Mais il faut, pour cela, introduire une quantité de sang assez considérable. Les oiseaux se prêtent plus convenablement à une expérience de ce genre. Le résultat en a été le même. L'hématozoaire, introduit dans les veines de cette manière insolite, ne s'y multiplie que si la quantité de sang introduite est suffisante. Il ne s'inocule point par simple piqûre, comme il arrive quelquefois pour les maladies bactériennes, — bien que, même pour celles-ci, le succès de l'inoculation tienne le plus souvent à la quantité injectée.

Il résulte de là une conséquence dont on verra tout à l'heure l'application. S'il ne suffit pas, en effet, au médecin ou à l'expérimentateur, de piquer un sujet sain avec une aiguille trempée dans le sang d'un paludique pour inoculer au premier la maladie du second, la chose ne sera pas plus facile à un moustique. Ce n'est point pour avoir piqué successivement un fébricitant et un homme indemne, c'est-à-dire transporté une très minime quantité de sang parasite du premier individu au second, que l'insecte pourra contaminer ce dernier. Le moustique est bien l'agent de l'inoculation ; mais il n'est pas un simple agent de transport : il ne rend pas l'hématozoaire dans l'état même où il l'a emprunté. Il lui fait subir une sorte d'élaboration qui, pour ainsi parler, en augmente la virulence et le rend capable de contaminer un organisme sain, même lorsqu'il est employé à petite dose. C'est ce que l'on verra dans un instant.

L'inoculation du sang paludique, même lorsqu'elle a été pratiquée à forte dose, de l'homme au bœuf ou au cheval, n'a jamais réussi à infecter ces animaux. Il en faut conclure que les hématozoaires de ceux-ci, pour aussi voisins de celui de l'homme qu'on veuille les supposer, en sont néanmoins spécifiquement distincts. Et cette observation est corroborée par celle que nous offre le spectacle de la Campagne romaine où les chevaux et les bœufs paissent en liberté en des lieux où l'homme ne saurait se risquer la nuit sans être certain d'y contracter les fièvres.

Il serait vain de prétendre résumer ici, en quelques pages, toute l'histoire du paludisme et de son parasite. Nous en choisirons seulement quelques traits, à raison de leur intérêt doctrinal ou de leur intérêt pratique : la découverte de l'hématozoaire, son histoire naturelle ; et nous dirons, enfin, quelques mots sur le rôle des moustiques dans la propagation du paludisme.

Section III

Le paludisme constitue, par son extension à la surface du globe et par la permanence de son action dans les contrées où il s'est établi, la plus redoutable des maladies qui s'opposent aux progrès de la colonisation. En Europe même, il met en interdit de vastes régions et il décime les populations qui ne fuient pas devant lui. C'est une véritable calamité, dont on ne saurait exagérer les conséquences. En ce qui concerne l'Italie, M. Bertaux[2] a montré, ici même, l'incalculable série des répercussions que la malaria a exercées sur la condition physique, et par elle sur l'état matériel, économique, - social et politique de tout un peuple. En 1880, une commission parlementaire italienne constatait que le fléau était en voie d'aggravation, que le tiers du pays, en étendue, en était la proie, et qu'un dixième du contingent militaire en était la victime. Le régime des *latifundia*, de la grande propriété absentéiste, qui fait du laboureur italien un ouvrier nomade ne résidant point sur la terre qu'il cultive ; l'émigration, par laquelle il se soustrait au péril qui menace sa vie, sont des maux accessoires où la malaria intervient comme facteur. Lorsque la vie nationale, comme c'est le cas dans le reste de l'Europe, n'est pas affectée par ce cruel fléau, c'est la politique coloniale qui doit compter avec lui. Il en coûte cher de négliger cet adversaire redoutable. Dans l'expédition de Madagascar, nous lui avons dû la perte du tiers de nos troupes, enlevé par les fièvres ou la dysenterie.

À cette nocivité meurtrière du paludisme, on peut mesurer l'espoir et l'intérêt qu'ont fait naître les découvertes de la science, laissant entrevoir la possibilité de dompter le

2 *La Malaria en Italie, Revue* du 15 août 1900.

fléau. L'une de ces découvertes, déjà vieille de vingt ans, a fait connaître la véritable nature de l'agent infectieux, c'est-à-dire l'hématozoaire : l'autre, toute récente, a révélé dans un genre particulier de moustiques, les *Anophèles*, les intermédiaires qui inoculent le germe à l'homme.

C'est le 23 novembre 1880 que M. Laveran, médecin militaire à Constantine, signalait à l'Académie de médecine, dans une note préliminaire, l'existence des véritables parasites de la fièvre palustre. La nouvelle fut accueillie avec quelque froideur. Elle contrariait une théorie récente et qui avait la vogue, la théorie bactérienne de Klehs et Tommasi-Crudeli. Ces savants avaient signalé, l'année précédente, un micro-organisme, le *bacillus malariæ*, qu'ils croyaient être le germe du paludisme. C'était le moment des découvertes pastoriennes les plus retentissantes. Les microbes, les bactéries, apparaissaient comme les agents universels des maladies. Or, les organismes annoncés par M. Laveran n'étaient pas des bactéries. Lui-même ne savait pas bien ce qu'ils étaient au juste. A peine si nous commençons à le savoir aujourd'hui. Sept ans plus tard, Metchnikoff, avec l'instinct divinateur qu'on lui connaît, entrevit que ce pourraient bien être des animaux de la classe des sporozoaires, et de l'ordre des coccidies.[3] Les travaux ultérieurs ont justifié cette vue.

Il fallait, pour soumettre à l'épreuve ce rapprochement, mieux connaître les deux termes de la comparaison. Les zoologistes se mirent à l'œuvre ; ils découvrirent les formes multiples et l'évolution compliquée et dimorphique des coccidies véritables. R. Pfeiffer en 1892, Simond, Schaudinn et Siedlecki de 1897 à 1899, Vasielevsky et Léger en 1898, Laveran lui-même, ont contribué à fixer nos connaissances sur l'histoire naturelle de ces protozoaires.

D'autre part, et parallèlement à cette marche des études sporozoologiques, les parasitologistes apprenaient à inter-

---

3 Voyez, dans la *Revue* du 1er novembre 1901, notre étude sur les *Sporozoaires*.

préter les formes diverses et l'évolution, également compliquée, de l'hématozoaire du paludisme. Danilewsky, en 1886, faisait connaître les hématozoaires des oiseaux, plus faciles à observer. Grassi et Feletti, en 1890, en colorant le noyau de l'hématozoaire, rendirent celui-ci comparable à un sporozoaire. Manson, Bignami et Bastianelli, en 1898, R. Koch, en 1899 ; Sakharoff, et, enfin, Mac Callum, dans le même temps, ont fait connaître la structure de l'une des formes les plus embarrassantes de ces parasites, la forme de flagelles, qu'ils ont identifiée aux éléments mâles ou microgamètes des coccidies. Grassi, Dionisi, Metchnikoff, Mesnil, ont interprété une troisième forme de l'hématozoaire : la forme en croissant, qui a été identifiée à un kyste sexué. Enfin, R. Ross, P. et Th. Manson, Grassi, Bignami, Bastianelli, et R. Koch, ont fait connaître la phase de l'existence de l'hématozoaire qui s'écoule dans l'organisme du moustique. Et, de tout cet ensemble de travaux, est résultée la connaissance de l'évolution de l'hématozoaire. Cet animalcule présente des métamorphoses et des migrations. Il passe du moustique à l'homme et revient de l'homme au moustique, directement, sans jamais su trouvera l'état de liberté dans le milieu extérieur. Contrairement aux anciennes théories du paludisme, que l'on croyait si bien fondées, le germe de l'infection ne se rencontre donc jamais, ni dans le sol, ni dans l'air, ni dans les eaux. L'hématozoaire présente deux générations successives, l'une, agame, qui s'écoule dans les globules rouges du sang de l'homme, l'autre, sexuée, qui s'accomplit dans le tube digestif et les annexes du moustique *Anophèles*.

En confrontant les formes et l'évolution de l'hématozoaire à celles de la coccidie, on trouve une superposition presque parfaite, et l'on peut ainsi établir la véritable nature du parasite paludique et sa place dans la classification. Cette place est à côté des coccidies. Il n'en diffère qu'en ce que l'hématozoaire a besoin de deux hôtes, pour achever son cycle évolutif, tandis que le sporozoaire n'habite qu'un seul : le second est remplacé, pour lui, par le milieu extérieur. Ces légères différences autorisent à former un groupe spécial pour le parasite paludique et ses congénères, l'ordre des hæmosporidies, qui fait pendant aux ordres des coccidies et des grégarines. A eux trois, ils constituent le groupement le plus important de la classe des sporozoaires.

Tous ces détails, on les ignorait, et peut-être ne pouvait-on pas même les prévoir, au moment où M. Laveran publiait ses premières observations. Il avait trouvé dans les globules du sang des fébricitants quatre sortes d'organismes parasites : des corps sphériques, des corps flagellés, des corps en croissant, des corps en rosace. Ces formes restaient énigmatiques ; de plus, elles étaient, avant qu'une technique convenable eût été créée, difficiles à voir. On conçoit donc que leur description ait été accueillie avec défiance. Des contradicteurs voulurent identifier ces figures à celles, très diverses, que prennent les globules eux-mêmes lorsqu'ils sont exposés à diverses altérations. M. Laveran, avec l'assurance que donnent des observations bien faites, maintint ses descriptions. Il réfuta successivement les objections élevées contre leur réalité, et finit par convaincre ses premiers adversaires eux-mêmes, Marchiafava, Celli, et les partisans de la doctrine bactérienne.

Le parasite du paludisme appartient donc bien, sans conteste, au monde animal : ce n'est pas un organisme ambigu, placé à la limite des deux règnes, et plus près des végétaux, ainsi que les microbes bactériens. Il a ramené l'attention des médecins et des vétérinaires sur ce groupe des sporozoaires dont la connaissance semble promettre des lumières nouvelles à la pathologie humaine et comparée.

Section IV

L'attaque de paludisme commence avec le cycle évolutif de l'hématozoaire, au moment où l'homme est piqué par une espèce de moustique, commune dans nos pays, l'*Ano-*

phèles, que le vulgaire ne distingue pas des cousins ordinaires ou *culex*. Si l'anophèle est indemne, la piqûre reste sans conséquence, ou du moins sans autre conséquence que la cuisson et l'enflure bien connues. Mais, si le moustique est infecté par l'hématozoaire, il coule dans la blessure, avec sa salive empoisonnée, quelque exemplaire du parasite.

A ce moment de son inoculation, celui-ci est à l'état de petite cellule allongée, en forme de navette, flexible (sporozoïte). Nous supposerons qu'il s'agisse ici de celle des trois variétés ou espèces d'hématozoaires qui est appelée *Plasmodium malariæ* et qui est l'agent infectieux de la fièvre quarte. Les sporozoïtes, introduits dans une petite veine de la peau, se dispersent dans le sang, se fixent aux globules rouges, les transpercent et s'établissent à leur intérieur. Il peut arriver qu'ils y restent à l'état latent, qu'ils y sommeillent, pour ainsi dire, pendant un temps indéfini, pour se réveiller plus tard et poursuivre leur évolution avec toutes les conséquences qu'elle entraîne. — Mais ce n'est pas le cas ordinaire : en règle générale, l'évolution se poursuit sans retard. Le parasite se ramasse, en une petite masse sphérique, d'environ 3 millièmes de millimètre de diamètre, qui se comporte comme une amibe, se déformant, poussant des prolongements. Cet organisme grandit ; et, quand il a atteint toute sa taille, il perd sa mobilité et se charge de pigment noirâtre provenant de la digestion de l'hémoglobine ou matière rouge de son hôte globulaire. Cette évolution a duré soixante-douze heures.

A ce moment, qui marque pour lui le summum du développement, l'hématozoaire (*corps sphérique* de Laveran) se segmente ; il se partage en un certain nombre de tranches, dix, par exemple. Ce melon minuscule offre, en projection, la forme d'une rosace ou d'une marguerite. Chaque tranche se contracte, se sépare des autres et forme un nouvel organisme indépendant, qui va servir à la dissémination de l'espèce. On lui donne des noms divers : *mérozoïte, schizonte* ; — et l'opération de la division, elle-même, est appelée schizogonie. Mais, il n'importe. Le globule qui servait d'hôte, et qui est réduit à une simple coque, éclate ; les dix organismes nouveaux, les dix mérozoïtes, spores mises en liberté, se répandent dans le sang. Chacun, incapable de subsister dans le liquide sanguin, s'empresse de s'attacher à un globule rouge, comme le sporozoïte même dont il est issu, — et le même cycle recommence. Il y a donc une nouvelle multiplication toutes les soixante-douze heures. C'est le groupe tout entier qui évolue simultanément et qui, tous les trois jours, décuple de nombre brusquement, par une pullulation rapide. Un accès fébrile répond à chacune de ces poussées reproductrices ; d'où le type de la fièvre quarte régulière. — Si, le lendemain ou le surlendemain de la première piqûre, l'homme est piqué à nouveau par un autre anophèle infecté, il y aura un deuxième groupe d'hématozoaire qui évoluera à un jour d'intervalle du premier. La fièvre aura le type double quarte : il y aura deux jours de fièvre, séparés par un jour sans fièvre. Une troisième piqûre et un troisième groupe donneront naissance au type de la triple quarte ou quotidienne.

Si le parasite appartient au type ou à la variété *Plasmodium vivax*, il produira de même le type de la fièvre tierce ou double tierce, c'est-à-dire quotidienne. Et enfin, s'il s'agit du *Laverania malariæ*, la fièvre sera irrégulière. Ajoutons que des anophèles différemment infectés pourront inoculer des groupes différens dont les types fébriles se superposeront d'une manière complexe.

La même série de phénomènes se reproduira plus ou moins longtemps, mais non indéfiniment. Une loi générale de la physiologie veut que la génération agame, en particulier la sporulation schizogonique que nous venons de décrire, n'ait qu'un temps. Elle ne suffit pas à assurer la perpétuité de l'espèce ; sa vertu s'épuise. Des individus sexués doivent apparaître à un certain moment du cycle évolutif, se conjuguer et créer par leur union une nouvelle forme rajeunie. C'est ce qui arrive ici. Au lieu des spores ordinaires, on voit se montrer, à un moment donné, des formes modifiées, mâle (microgamète) et femelle (macrogamète). Elles attendent, dans le sang de l'homme guérissant de sa fièvre palustre, qu'un nouveau moustique, en piquant sa victime humaine, s'inocule lui-même ces formes sexuées. Si la conjoncture ne se produit point, ces formes d'attente se détruiront dans le sang de l'homme : elles se sont perdues. Si elle se produit, les formes sexuées se conjoindront, et de leur union naîtra, dans l'organisme du moustique, la forme d'hématozoaire que nous avons appelée sporozoïte et qui sera capable d'inoculer de nouveau, à l'homme, l'infection palustre. Ainsi se fermera le cycle évolutif de l'espèce.[4]

Section V

Il y a peu d'affections qui aient reçu autant de noms divers que le paludisme. Un seul conviendrait ; ce serait celui d'*hémo-sporidiose*, proposé par M. Neveu-Lemaire, parce qu'il est tiré du caractère fondamental, la présence de l'hématozoaire. Mais il existe déjà trop de noms, pour qu'on soit disposé à en adopter un de plus. Tous d'ailleurs sont impropres ; ils donnent de l'objet une idée incomplète ou fausse. On dit « fièvre intermittente, » mais celle-ci n'est qu'un symptôme, qui peut manquer, ou se retrouver dans d'autres maladies ; « fièvres à quinquina » indique l'efficacité d'un médicament qui est quelquefois, quoique rarement, mis en défaut ou qui a des succédanés, comme l'arsenic. D'autres fois, la dénomination est tirée de l'origine faussement attribuée au mal : celle de « fièvre tellurique » implique l'idée que le germe résiderait dans le sol humide ; celle de *malaria*, ou

4 Ce rôle des moustiques dans l'évolution du parasite paludique exigerait quelques éclaircissements supplémentaires que nous ne pourrions donner qu'en parlant d'affections différentes, telles que la filariose, dont l'histoire a précisément servi à deviner celle du paludisme. — Il y aurait aussi à faire ressortir les conséquences pratiques de ces notions pour la prophylaxie de l'infection palustre. La place manquerait ici. Nous pourrons examiner toutes ces questions, dans une étude sur le rôle des moustiques dans la pathologie de l'homme et des animaux.

Albert Dastre

fièvre malarique, usitée dans toute l'Italie, correspond à la croyance qu'il existe dans l'air et qu'il est transporté par les vents.

Le nom de paludisme, lui-même, n'est pas sans défaut : il semble lier l'existence de la maladie à celle des marais, des eaux stagnantes et des marécages : il en est de même pour les mots de fièvre paludéenne, fièvre palustre, fièvre des marais, fièvre maremmatique. Mais cette idée même n'est pas tout à fait exacte. Tommasi-Crudeli, au congrès médical de Copenhague, en 1884, l'a abondamment réfutée. H a signalé bien des foyers, situés loin de tout marécage, sur des plateaux relativement élevés ou sur le versant des collines. On en comprend maintenant la raison. Les moustiques qui inoculent le mal à l'homme n'ont pas besoin de vastes étendues d'eau stagnante ; ils s'accommodent parfaitement de simples flaques sans profondeur. Ils prospèrent dans toutes les dépressions alternativement inondées et desséchées, parce que leurs larves y sont à l'abri des animaux carnassiers qui abondent toujours dans les collections aquatiques permanentes et profondes. L'eau qui croupit à ciel ouvert, dans les fossés, les ornières, les bassins de jardin, les tonneaux d'arrosage, les caniveaux engorgés, les gargouilles sans écoulement, leur fournit un milieu parfaitement approprié.

Le paludisme peut s'établir, pour cette raison, autour des habitations mal tenues où la décharge et l'écoulement des eaux ne sont plus assurées. Un sol humide, des flaques superficielles, lui valent mieux que de grands lacs. On conçoit que ces conditions soient réalisées, dans des climats relativement secs, en des localités où, par suite des travaux de l'homme ou des conditions géologiques, la surface du sol est peu perméable. Un bon observateur, Dood, qui a habité en Asie Mineure, sur le grand plateau qui sépare la Méditerranée de la Mer-Noire, nous en fournit un bon exemple : « L'altitude de Césarée, dit-il, est de 3 500 pieds au-dessus du niveau de la mer ; ma résidence se trouve sur des collines qui dominent encore la plaine, d'une hauteur de 500 pieds. Il y a dix ans, en 1888, cette contrée passait pour être complètement indemne ; aujourd'hui, le paludisme y est extrêmement répandu. La région est sablonneuse ; le roc est à peine recouvert d'un peu de terre, quand il n'est pas à nu. » De même, dans le sud de l'Italie et en Sardaigne, la malaria, au lieu de rester confinée aux lagunes et aux vallées, s'élève sur les collines et les plateaux. Sous le bénéfice de ces réserves, il est permis de dire que les contrées marécageuses fournissent les conditions les plus favorables au développement de la maladie. Elle règne surtout le long des côtes et sur les rives des fleuves.

Si l'on étudie la répartition de l'endémie palustre à la surface du globe, on constate qu'elle y est distribuée en foyers distincts. L'étendue de ces foyers est très variable ; dans les pays chauds, elle peut être immense. Elle se dilate, d'ailleurs, ou se restreint suivant des circonstances créées par la nature ou par l'intervention de l'homme. Nous avons dit que le paludisme aimait les habitations mal tenues ou ruinées ; il n'aime pas moins les cultures abandonnées et les pays dévastés par la guerre. Au siècle d'Auguste, la Campagne romaine était riche et peuplée ; les guerres et les invasions ont ruiné les travaux d'art, éventré les digues et les aqueducs, coupé les arbres dont les racines drainaient le sol ; elles ont fait, des alentours de Rome, une immense prairie où paît un nombreux bétail, mais interdite à l'homme, qui ne peut impunément l'occuper ni la cultiver.

Les exemples abondent de cette marche envahissante de l'endémie palustre dans les circonstances et dans les temps de ruine et de misère, — et, au contraire, de son recul constant, devant les progrès de la civilisation et de la richesse, qui entraînent ceux de l'hygiène publique.

Les fièvres palustres étaient fréquentes, à Londres, au XVIIe siècle, au temps de Willis et de Sydenham : elles étaient très graves et très répandues en Hollande : elles n'étaient pas rares à Paris. Elles ont disparu à peu près complètement.

La Sologne, plaine onduleuse à sol argileux imperméable, s'étendant entre la Loire et le Cher, avait été salubre et prospère pendant longtemps. Elle fut ruinée par les guerres de religion au XVIe et au XVIIe siècle. La culture fut abandonnée. Le pays se couvrit d'étangs. Il y a cent ans, on en comptait 12 000, sur une étendue de 500 000 hectares. La population était misérable et décimée par le paludisme. En 1852, on a entrepris l'assèchement de cette contrée malsaine, et, en peu d'années, la situation a été complètement modifiée.

Un autre exemple est celui de la Corse. La Corse est divisée en deux parties inégales par un massif montagneux qui court du nord-est au sud-ouest. Aux temps de l'Empire romain, les deux versants étaient également salubres. La ville d'Aleria s'élevait dans la plaine orientale, au milieu d'une contrée cultivée et peuplée ; son port, situé sur le lac de Diana, était fréquenté. Aujourd'hui, Aleria ne présente plus que des ruines : la région fertile qui l'entoure n'offre plus, à la vue, qu'un petit nombre de champs en culture ; le reste n'est que marais, terres en friche et maquis. Les habitants sont obligés, dès qu'arrivent les chaleurs de l'été, de faire hâtivement leurs récoltes et de se réfugier dans la montagne. C'est le paludisme qui a amené cette déchéance. On a laissé peu à peu s'envaser l'embouchure des rivières : les eaux retenues ont formé des marécages. Les moustiques malfaisants, du genre *Anophèles*, s'y sont multipliés. Ils se sont infectés en piquant quelque étranger atteint de paludisme et, à leur tour, ils ont communiqué la fièvre palustre aux populations jusque-là indemnes. Toute une région, dont le sol est fertile et le climat merveilleux, est ainsi transformée en désert. Le mal a atteint de telles proportions que les pouvoirs publics semblent enfin décidés à sortir de leur longue indifférence. Le moment est opportun. Les découvertes nouvelles relatives au rôle des moustiques et à l'évolution de l'hématozoaire montrent que l'on n'est pas en présence de forces naturelles irrésistibles et d'une fatalité inéluctable. L'assainissement de la côte orientale de la Corse n'est pas au-dessus des forces et des ressources dont on peut disposer. Dans un rapport lu à l'Académie de médecine le 24 décembre dernier, M. Laveran a tracé le programme de la lutte méthodique qui doit conduire au succès.[5]

Dans les Dombes, la situation est inverse. Ici, c'est une région assainie que l'on prétend remettre en étangs et marais. Les habitants de cette grande plaine avaient trouvé avantageux de noyer et d'assécher alternativement les parties basses de leurs terres. Inondées, elles devenaient des étangs à poisson, dont l'exploitation était autrement avantageuse que l'ancienne jachère. Après deux ans, on les vidait et on les ensemençait à nouveau. Cette succession de périodes d'inondation et d'assèchement réalise les meilleures conditions pour le développement du paludisme. Et, en effet, le résultat de ces pratiques fut de créer là un foyer de fièvres palustres extrêmement, redoutable. Un renseignement emprunté à Rollet et cité par Laveran peut en donner une idée : de 1802 à 1842, la moyenne de la vie humaine, dans la plaine des Dombes, ne dépassait pas vingt-quatre ans. Cette situation a été considérablement améliorée : on a percé des puits, creusé des canaux, vidé les étangs insalubres, et plus de 100 000 hectares ont été définitivement rendus à la culture. On veut aujourd'hui revenir en partie à l'ancien état de choses et l'on prétend s'appuyer sur les progrès de la science pour établir que la tentative est sans danger. A la vérité, on peut imaginer des étangs et des marais qui seraient parfaitement salubres. Il suffirait de ne laisser subsister aucun fébricitant dans leur voisinage. Si l'on écartait tout paludique ou si on le guérissait immédiatement, aucun moustique ne serait infecté et ne pourrait à son tour transmettre, l'infection palustre. Il ne serait plus capable que du méfait banal qui, d'ailleurs, le rend insupportable. Sans doute, tous les marais ne sont

5 Au mois de mai 1900, l'Académie de médecine a nommé une commission du paludisme, composée de MM. H. Blanchard, Kelsch, Laveran, Railliel et Vallin. M. R. Blanchard a rédigé, au nom de cette commission, une instruction adressée aux médecins, aux naturalistes et aux voyageurs, qui est l'exposé le plus clair, le plus savant et le plus intéressant qu'on puisse lire de l'état actuel de la question du paludisme.

Albert Dastre

pas insalubres, même dans les pays tropicaux. En Océanie, le paludisme est à peu près inconnu. Il en est de même en Nouvelle-Calédonie, malgré l'existence de nombreux marécages. Aux environs de Nouméa, située près d'un marais saumâtre, les forçats ont défriché un sol vierge sans contracter les fièvres. Peut-être les moustiques anophèles font-ils défaut dans ces diverses contrées. Il n'en est pas de même dans les Dombes ; on ne sait que trop que les conditions du paludisme y sont réalisées et que les anophèles n'y manquent point. La sécurité n'y serait donc assurée que dans le cas où aucun paludique d'importation étrangère ne viendrait jamais s'offrir à leurs morsures. On voit assez combien cette sécurité serait fragile.

ISBN : 978-1548247577

www.ingramcontent.com/pod-product-compliance
Lightning Source LLC
Chambersburg PA
CBHW072026290526
45787CB00015B/2305